SUR LE DANGER DE LA SUPPRESSION

DU NOURRISSAGE MATERNEL

SUR LE DANGER

DE LA

SUPPRESSION DU NOURRISSAGE

MATERNEL

Les récentes discussions qui ont eu lieu à l'Académie impériale de médecine, sur les doctrines médicales, me semblent avoir prouvé que les contemplateurs de la matière morte sont impuissants à résoudre les problèmes qui se rattachent à la nature vivante.

Nous nous proposons aujourd'hui, en traitant de l'allaitement maternel, de suivre une autre voie, et en nous plaçant dans la sphère où se manifestent les lois de la vie, d'étudier cette partie de la physiologie dont les sciences physiques ne peuvent ni éclairer les phénomènes dans l'état hygide, ni les expliquer dans l'état morbide.

C'est une vérité traditionnelle que la mère doit allaiter ses enfants ; Plutarque, dans ses OEuvres morales, insiste beaucoup sur cette première éducation : « Je dis doncques « qu'il est besoing que les mères nourrissent de lait leurs « enfants, et qu'elles-mêmes leur donnent la mamelle, « car elles les nourriront avec plus d'affection, plus de « soing et de diligence (1). »

---

(1) OEuvres morales de Plutarque, traduites du grec par Amyot.

confirmer l'aptitude de la femme à concevoir, porter et nourrir des enfants.

Le développement de la faculté procréatrice est signalé par la direction du sang vers l'utérus et les organes adjacents, et son écoulement périodique indique que la femme est nubile et se trouve douée d'un excès de matière plastique qui attend un emploi.

Les seins se dessinent et deviennent proéminents, le système vasculaire redouble d'activité, ce qui se reconnaît au battement du cœur, à la plénitude et à la dureté du pouls ; cet état s'accompagne d'anxiété, de lassitude. Une nouvelle direction s'opère dans les idées, avec tendance à la tristesse et une disposition à répandre des larmes.

Permettez-moi, Messieurs, de m'arrêter ici un instant, et de considérer, avec vous, cette cause de mouvement, qui opère en dehors de la volonté, soumet la matière à ses lois, lui imprime la forme, la souplesse, la résistance nécessaire aux différents buts qu'elle se propose d'atteindre, manifeste sur tous les points de l'économie ce génie d'organisation, dont le médecin doit faire une étude constante.

Cette force, qui possède à la fois la science du chimiste et le talent de l'architecte, reçut d'Hippocrate le nom de nature, et des physiologistes modernes celui de vie. La succession des actes dont elle dirige la marche, révèle surtout cette puissance de fécondité, qui est un de ses caractères distinctifs. Toutefois cette vocation impersonnelle peut être réprimée par la vocation de l'esprit ; s'il existe entre l'activité de l'âme et celle de la vie, entre la volonté et l'instinct une étroite relation, ces deux puissances n'abjurent pas pour cela leur indépendance ; et la sympathie qui les unit, ne saurait neutraliser la répulsion qui tend quelquefois à les séparer ; or l'antagonisme produit par cette double tendance, devient la démonstration la plus évidente des deux modes de l'existence humaine. Ce qui avait fait dire à Bossuet, en parlant du corps : « Soutien nécessaire, ami dangereux, avec lequel « je ne puis avoir ni guerre, ni paix, parce que à chaque « instant il faut s'accorder et qu'à chaque instant il faut « rompre. » (*Sermon pour le jour des morts*).

Cette exposition des deux principes qui nous animent devant trouver plus tard son application, il nous a paru utile d'établir dès à présent cette vérité fondamentale.

Nous venons de mentionner la sage prévoyance de la nature, d'observer que chaque mouvement de la vie a un but d'avenir. Cette vérité physiologique se manifeste d'une manière évidente au commencement de la grossesse, par l'accroissement des seins et le développement d'une fluxion légèrement douloureuse suivie de la sécrétion d'un liquide analogue au lait ; ces organes semblent se préparer neuf mois d'avance à la fonction qu'ils doivent remplir, pour compléter l'ensemble des phénomènes de la parturition.

Après l'accouchement, l'activité plastique dont la femme est surabondamment douée, se porte de l'utérus sur les seins. Cette révolution, à laquelle on a donné le nom de fièvre de lait, se manifeste par une élévation de la chaleur naturelle, une sorte d'élan de la vie, hors des limites de ses fonctions normales.

Ce trouble momentané s'accompagne le plus ordinairement de quelques accidents pathologiques, tels que la céphalalgie, la gène de la respiration, l'accélération du pouls, et surtout le gonflement des mamelles qui deviennent dures et douloureuses.

Ces phénomènes s'expliquent par le rapide développement des seins, la turgescence des glandes mammaires, la dilatation des vaisseaux capillaires et le passage brusque du repos de ces organes à une vie laborieuse.

Quant à l'enfant, au moment de la naissance, il est animé d'une force inconsciente, dont l'activité se borne à réaliser un corps semblable à celui dont il émane. Cette force, qui a présidé à sa formation et à son développement, continue de déployer sa sage prévoyance ; aussi dès le premier jour de sa vie extra-utérine, tout se trouve disposé pour la satisfaction des nouveaux besoins qu'il éprouve. Ses organes sont, en quelque sorte, dressés aux nouvelles fonctions qu'ils doivent remplir.

Si, à cette admirable harmonie qui résulte de l'accord parfait des deux existences séparées, on ajoute l'affection de la mère, cet enthousiasme divin qui s'éveille comme une puissance morale, au même instant où la scission matérielle s'opère, on ne peut méconnaître le vœu de la nature.

Rubens est peut-être de tous les observateurs celui qui a rendu avec les couleurs les plus vraies, cette double félicité qui résulte du souvenir d'une douleur passée et d'un bonheur présent ; cet abattement causé par la souffrance, que relève la vue et les cris de l'enfant, cette expression de fatigue et de langueur, qui s'efface sous la vive émotion du plus tendre sentiment dont puisse être agité le cœur de la femme : l'amour maternel.

L'état de l'enfant, après l'acte de la parturition, rappelle celui de la terre après la création. La Genèse nous dit : *Au commencement la terre était informe et toute nue, les ténèbres couvraient la face des abîmes, et l'esprit de Dieu était porté sur les eaux.* Ce simple récit offre une analogie frappante avec la position critique de l'enfant, au premier jour de la vie ; lui aussi présente un corps nu et informe, des ténèbres lui cachent l'abîme de ses misères, il présente un tout stérile ; mais l'amour de la mère plane sur cet être inerte et souffrant, il le réchauffe, l'anime, le rend capable de sentir et d'aimer ; la mère a fait un homme selon la chair, elle doit en faire un selon l'esprit.

Cette double fonction dévolue à la femme se trouve, en quelque sorte, exprimée dans sa conformation organique, comme aussi dans les forces qui l'animent. Ses mamelles, en effet, semblent avoir été fixées à la partie antérieure et supérieure de la poitrine, afin que l'enfant de l'homme, qui est un être perfectible, fût placé sous les yeux de la mère, et que la femme pût en même temps alimenter son corps et développer son âme. Ces organes sont pourvus de nerfs cérébraux, ce qui les met en relation avec ses sentiments les plus vrais.

Chez la plupart des quadrupèdes doués de simple instinct, les mamelles sont situées à la région abdominale, entre les membres pelviens, et se trouvent ainsi éloignées des regards de la femelle qui n'a ni éducation à faire, ni leçons à donner. Si quelques animaux, tels que le singe, l'éléphant font exception à la règle, c'est que la nature ne procède jamais d'une manière absolue, elle ménage toujours des transitions, afin que l'ordre et l'harmonie puisse s'établir dans l'échelle des êtres.

Mais quelle que soit cette apparente similitude, la différence des dynamismes empêchera toujours de porter l'analogie jusqu'à ses dernières limites.

On ne peut donc s'empêcher d'admettre que la disposition anatomique que nous venons de signaler, si conforme d'ailleurs avec le génie de l'homme, ne soit un des caractères différentiels qui le séparent de l'animal, séparation qui se retrouve d'une manière aussi tranchée dans le procédé d'allaitement des deux espèces.

L'enfant de l'homme, au moment de la naissance, n'est pas doué, comme le petit de l'animal, de cette activité instinctive destinée à protéger son existence. Ainsi, tandis que le veau, le poulain cherchent de la tête et de la bouche la tétine de la mère, celle-ci reste passive, ou se livre au soin de sa propre conservation ; elle accomplit de la sorte une mission dont elle ignore le but.

Le contraire a lieu dans l'espèce humaine ; ici, l'initiative appartient à la mère, qui doit placer le mamelon dans la bouche de l'enfant. On reconnaît à ce premier acte la différence des deux natures et l'influence que doit avoir la volonté sur le nourrissage.

Cette seconde observation établit une nouvelle ligne de démarcation entre l'homme et l'animal, et démontre que, dans l'espèce humaine, l'allaitement est sous l'empire des deux vies : la vie personnelle et la vie instinctive. Aussi la liberté dont l'homme a la puissance soit pour le bien, soit pour le mal, se produit ici comme ailleurs, comme une manifestation de son indépendance.

Dans l'état présent de nos mœurs, l'allaitement maternel semble avoir été rayé de la catégorie des devoirs, pour être relégué dans celle des caprices. Cette indifférence funeste montre le peu d'importance qu'on attache généralement à l'accomplissement d'une loi, qui ne s'offre plus à la pensée qu'avec le caractère de la servitude.

Cependant il y a dans la réalisation de cette fonction quelque chose de si naturel, de si merveilleusement en rapport avec le caractère de la femme et les exigences de sa constitution, que lorsque par convenance, nécessité, ou une sorte de voluptueuse paresse, son esprit l'en détourne, il reste toujours en elle une force qui tend à l'y maintenir, tant est puissante cette vie impersonnelle dont l'activité instinctive veille d'une manière si constante à la conservation de l'individu et de l'espèce.

Aussi, lorsque la mère se livre à cette secrète impulsion, l'ardeur de son amour, la force de sa volonté augmentent la chaleur vitale, accélèrent et développent toutes les fonctions et surtout la sécrétion du lait, qui se manifeste comme la crise du phénomène de la grossesse.

C'est à raison de ce mouvement physiologique, aussi profitable à la mère qu'à l'enfant, qu'il nous a paru utile d'insister sur l'accomplissement d'une fonction qui réunit de si précieux avantages ; de rappeler aux jeunes mères que si elles peuvent tout le premier jour, pour se soustraire à cette loi, elles ne peuvent rien le lendemain, pour conjurer les maux qui en seront la conséquence.

C'est une idée trop généralement reçue, que la sécrétion du lait s'opère uniquement dans l'intérêt du nouveau-né ; c'est là une grave erreur ! la nature est plus féconde dans ses productions. Cette fonction mieux étudiée montre que l'amour de la mère, dont la puissance s'accroît en raison des soins qu'elle donne à son enfant, transmet au sang une activité et une animation spéciale, en renouvelle les matériaux et accroît ainsi sa plasticité ; aussi voit-on, en général, les femmes les plus maigres prendre de l'embonpoint pendant qu'elles allaitent leurs enfants. Cette fonction élève la force vitale à sa plus haute puissance, lui communique une vertu dont l'énergie neutralise le principe funeste tendant à détruire ou à compromettre la santé.

Dugès, médecin de l'hospice de la Maternité de Paris, rapporte que les mères qui nourrissaient leurs enfants échappèrent seules à une épidémie de fièvres puerpérales.

Morton, un des praticiens les plus distingués de Londres, où la phthisie pulmonaire est si commune, avait fait la remarque que les mères qui, par leur complexion, étaient disposées à cette terrible maladie, s'en préservaient en nourrissant leurs enfants (1.)

Cette loi ne s'observe pas seulement dans l'espèce humaine, on la retrouve chez les animaux. Nous avons un traité de Lancisi, sur la maladie contagieuse qui affligea la race bovine dans les États du Pape, en 1713 et 1714, et qui fit périr un nombre considérable de taureaux et de buffles. « Ce qu'il y eut de plus étonnant, remarque Lancisi, « c'est que la plupart des femelles attaquées de la peste et « qui nourrissaient leurs petits ne périrent pas. »

L'exaltation de la vie du sang, pendant la grossesse et l'allaitement, peut seule faire comprendre ce genre d'immunité. Elle explique encore la cessation de certaines maladies chroniques et principalement des affections nerveuses,

---

(1) Lorsqu'on sait que la phthisie est primitivement une affection vitale, dont la persistance transforme les éléments organiques ; on comprend que la perturbation déterminée par la grossesse, et le renouvellement du sang entretenu par la sécrétion du lait, peuvent amener une révolution favorable.

ce qui démontre la vérité de cet ancien aphorisme : *Sanguis moderator nervorum.*

En acceptant les fonctions du nourrissage, la mère reste fidèle à deux ordres de vérités : la vérité morale et la vérité physiologique, et comme le vrai est la source du bien, il résulte qu'en remplissant une tâche où l'âme prend autant de part que le corps, elle ennoblit son caractère et raffermit sa santé.

L'Écriture dit : Donne et reçois et justifie ta vie, *da et accipe et justifica animam tuam* (1). Ce précepte s'applique d'une manière toute spéciale à la jeune mère à qui la nature donne, avec abondance, ce qui lui est nécessaire pour nourir son enfant. Aussi, lorsqu'elle accomplit cette mission, elle imprime à sa propre constitution un mouvement qui exprime cette loi : *le lait donne et reçoit et justifie son existence.* Cette chair vivante reçoit du sang les principes nutritifs et animateurs, qu'elle transmet à l'enfant. Aussi lorsque par une coupable indifférence ce libre échange est supprimé, un trouble profond en est la triste conséquence ; le sang reste chargé d'éléments phlogistiques qui peuvent produire de nombreux accidents.

En thèse générale, les femmes qui ne nourrissent pas éprouvent un abaissement des forces, un affaiblissement de la santé ; le plus ordinairement il survient des pesanteurs de tête, à la suite desquelles les cheveux tombent ; des nodosités peuvent se former dans les seins. Hippocrate avait observé que le lait retenu dans les mamelles produisait la démence. Esquirol a confirmé ce fait (2), il a reconnu que la folie se déclarait le plus souvent chez les femmes qui ne nourrissaient pas ; il ajoute que le sevrage brusque et volontaire devient la cause de la folie lorsque les nourrices en sevrant négligent les précautions que la prudence exige.

---

(1) Eccl. XIV, 16.
(2) Esquirol, t. 1, p. 241.

Il est facile de comprendre que l'excès de matière plastique dont le sang s'est enrichi pendant la grossesse, ne trouvant pas dans le travail de la sécrétion du lait une voie de dégagement, le sang, dis-je, étant frustré de l'écoulement de ses produits, ne pouvant pas en quelque sorte se naturaliser dans une autre existence, devient un élément hostile à l'organisme. Là, il détermine des troubles fonctionnels, ici, des inflammations de mauvaises natures, ailleurs, et c'est le plus ordinaire, une élaboration vicieuse, qui produit cette série de phénomènes pathologiques, au nombre desquels la fièvre puerpérale apparaît avec ses sinistres présages.

On sait que l'Académie impériale fut saisie de cette importante question, en 1858. Le fait le plus saillant de la discussion qui eut lieu entre des hommes si éminents, fut le défaut d'ensemble. Les opinions, en effet, furent très-divisées : M. Cruvelhier attribuait la fièvre puerpérale à une infection miasmatique, M. Dubois à une altération du sang, ce qui éloignait l'idée d'une fièvre essentielle ainsi que le pensait M. Guérard.

Par MM. Beau et Cazeaux, la fièvre puerpérale fut considérée comme un état morbide complexe, dont les sujets chloro-anémiques étaient spécialement atteints.

D'autre part M. Bouillaud se montra peu disposé à reconnaître la maladie. Son opinion, comme celle de M. Trousseau, fut que la fièvre désignée sous le nom de puerpérale, n'était qu'une simple phlegmasie locale déterminée le plus ordinairement par une cause traumatique, et modifiée par l'ensemble des phénomènes de la grossesse et de la délivrance. On arriva de cette manière à nier l'existence de cette individualité morbide, en déclarant que cette fièvre pouvait se déveloper chez tous les sujet indépendamment de l'âge et du sexe. Ainsi cette longue discussion eut pour résultat final de rayer cette grave maladie du cadre nosographique où l'expérience et la raison l'avaient placée.

Cette divergence d'idées, signe caractéristique de notre

temps, tient évidemment à l'absence de notions philoso-
phiques, de cette lumière supérieure qui permet d'observer
la génération des phénomènes, leur filiation logique, le
rapport qui les unit et les présente comme un tout homo-
gène.

Pour saisir selon nous le véritable caractère de la fièvre
puerpérale, il est nécessaire d'observer la maladie sous
son aspect essentiellement vital, et de placer au second
rang les altérations organiques qui en sont la conséquence.
On reconnaît alors que le groupe de symptômes qui cons-
titue la maladie provient du déplacement de la fluxion
qui des seins se porte sur le système utérin et abdominal ;
c'est, en d'autres termes, le détournement du travail fonc-
tionnel de la sécrétion du lait qui, en se réalisant sur un
autre point de l'organisme, perd son caractère physiologique, pour revêtir la forme pathologique. Les causes de
cette métastase sont nombreuses ; nous placerons en première ligne l'abstention du nourrissage, les affections
tristes de l'âme, l'impression du froid, l'insalubrité, toutes
les causes enfin qui peuvent entraver ce mouvement
expansif dont la tendance est de congestionner les seins
et de diminuer la pléthose abdominale. Remarquons encore que la fièvre qui préside à cette révolution, conserve
son caractère distinctif ; aussi voit-on la suppression du
lait être remplacée par un flux purulent dans la cavité
abdominale; il y a donc là déviation des forces, et le changement de localité explique le changement des produits (1).

Ce qui corrobore cette opinion , c'est premièrement la

(1) Dans le travail fluxionnaire qui se fait sur les seins par suite
de la gestation, *la fièvre* est un élément utile et favorable, et l'appa-
rition du lait une crise salutaire. Mais lorque le mouvement fluxionnaire change de direction, part des mamelles pour se fixer sur
le bas-ventre, *la fièvre* est éminemment dangereuse , c'est un élément hostile et la sécrétion séreuse qui en est la crise est un signe
funeste.

période limitée dans laquelle se déclare la fièvre puerpérale, secondement l'affaissement des seins et surtout la
suppression du lait. Ce dernier phénomène est si constant
qu'il peut être considéré comme un des signes caractéris-
tiques de cette terrible maladie. Et cela est si vrai que l'on
voit quelquefois les nouvelles accouchées contracter des
fièvres graves pendant le nourrissage, sans que la source
du lait en soit troublée ou tarie. Ainsi M. Beau, à l'hôpital
Cochin, a vu trois cas de fièvres (dites typhoïdes), chez
des mères nourrices qui, pendant le cours de la maladie,
n'ont pas cessé de nourrir leurs enfants.

D'autres fois la suppression de l'allaitement, en laissant
la matrice et ses dépendances sous le poids de la stase
séreuse, donne lieu à des accidents tout aussi redoutables.
On trouve dans les auteurs une multitude d'observations
désignées sous le nom de dépôts laiteux, survenus après
l'accouchement, chez des femmes qui avaient renoncé au
nourrissage.

M. Grisolle a fait aussi la remarque que les maladies de
l'utérus étaient plus fréquentes chez les femmes qui n'allaitaient pas leurs enfants. Non seulement ces maladies
portent avec elles un caractère de gravité qui peut compromettre l'existence, mais leur résolution laisse le plus
ordinairement des altérations profondes des tissus, des
engorgements indolents, des sécrétions anormales, des
obstructions des trompes, l'hypertrophie de la matrice, des
ovaires, qui mettent obstacle à de nouvelles conceptions.

Cette observation, pleine de justesse, a été confirmée
par le professeur Richerand : « J'ai été plusieurs fois
« consulté, dit-il, par des femmes sur la cause de la sté-
« rilité dont elles étaient affligées. En cherchant avec
« soin ce qui pouvait y donner lieu, j'ai toujours appris
« qu'elles avaient essuyé à différentes époques des inflam-
« mations du bas-ventre (1). »

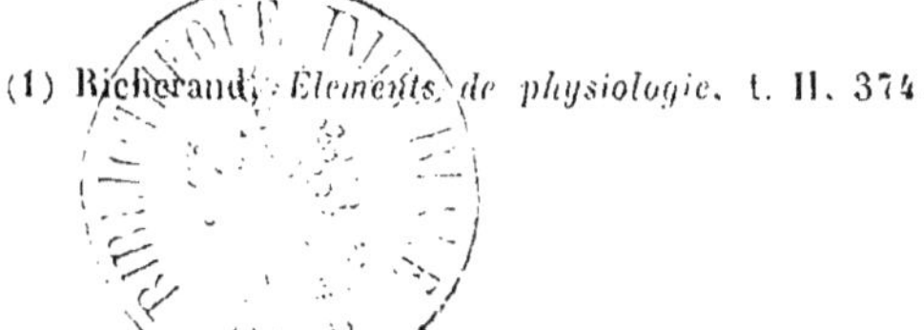

(1) Richerand, *Éléments de physiologie*, t. II, 374.

Si l'on compare le petit nombre d'enfants des familles princières de notre temps avec la fécondité remarquable des familles nobles, au moyen-âge, on peut, à défaut d'autres indices, penser que la cause dont nous signalons l'existence, a dû contribuer pour une large part à cette notable différence.

D'après un relevé fait par M. B. de Châteauneuf, on trouve que 2398 chefs de famille avaient eu 10,490 enfants ; sur ce nombre 961 ont eu 7,000 enfants.

Quoiqu'on ne puisse pas retirer de ces faits une conclusion rigoureuse, faute de renseignements suffisants, on peut cependant supposer que, dans ces temps reculés, les mères de ces nombreuses lignées avaient l'habitude de nourrir elles-mêmes leurs enfants, et qu'au nombre des causes de stérilité qu'il est facile de constater de notre temps, dans des familles dont le rang et la haute position sont de puissants motifs pour accroître leur progéniture et perpétuer leur race, il faut placer le défaut d'allaitement par la mère.

Nous avons reconnu que le phénomène initial de la plupart des accidents qui surviennent à la suite des couches, tenait à la richesse et à la plasticité du sang (1). Les faits suivants tendraient à confirmer cette opinion.

Dans ces derniers temps, les médecins qui s'occupent d'anatomie pathologique, ont publié un assez grand nombre d'observations d'embolie ou de concrétions fibrineuses dans les gros vaisseaux, ayant déterminé des morts subites. Mais ce qui nous a paru digne d'être signalé, c'est que la plupart de ces polypes ont été observés chez des femmes en couche ou récemment délivrées. Malheureuse-

---

(1) M. Hersent admet trois variétés de fièvre puerpérale, inflammatoire, bilieuse, typhoïde. Dans ces trois formes, le chiffre de la fibrine a été en moyenne supérieur à celui de la moyenne du dernier mois de la grossesse. (Thèse, Paris 1845. n° 219.)

ment les circonstances qui ont précédé l'événement n'ont pas été relatées avec assez de soin par les auteurs. Toutefois, comme la plupart de ces faits ont été observés dans les hôpitaux, on peut présumer que ces femmes n'allaitaient pas leurs enfants, ce qui contribuerait à donner une certaine valeur à cette opinion, c'est la fréquence des polypes fibrineux dans les cavités du cœur, constatés par M. Beau dans la péritonite puerpérale.

Un travail, publié en Allemagne par le Dr Necker (1), renferme trois observations de l'oblitération de l'artère pulmonaire, comme cause de mort subite après l'accouchement.

En France, M. Charcot et Benjamin Bell ont publié, dans le *Journal hebdomadaire* du 30 novembre 1858, une collection de faits très-significatifs, qui présentent cela de commun avec ceux recueillis en Allemagne, que c'est toujours chez de jeunes femmes récemment accouchées qu'ils ont été observés.

On sait que la mort de Madame la duchesse de Nemours, arrivée le 10 novembre 1858, peu de jours après sa délivrance, a été attribuée à cette cause.

Les chimistes et les anatomo-pathologistes ont décrit avec beaucoup de soins les concrétions fibrineuses observées après la mort, dans les gros vaisseaux, mais je ne sache pas qu'ils soient remontés aux causes qui pouvaient les produire.

M. Andral, dans son Précis d'anatomie pathologique, s'exprime ainsi : « La force qui, pendant la vie, maintient « à distance les globules de la fibrine, peut être modifiée « de telle manière que ces globules tendent à se réunir, « comme ils se réunissent normalement après la mort ; « et de là résulte pendant la vie la coagulation spontanée « du sang dans les vaisseaux ; des observations nom- « breuses ne permettent plus de révoquer en doute la « possibilité de cette coagulation.

(1) *Gazette des hôpitaux*, 12 mars 1859.

M. **Dumas** dit formellement : « De la fibrine peut s'a-
« masser en quelque circonstance, soit dans les veines,
« soit dans le cœur ; on ignore la cause qui l'y con-
« crète (1). »

On voit ici combien les connaissances les plus exactes et
les plus positives, en anatomie pathologique, obtenues à
l'aide du scalpel et des réactifs, sont insuffisantes et sté-
riles lorsque ces notions restent isolées des causes qui leur
donnent naissance, lorsqu'on ne tient aucun compte du
jeu des forces qui favorise leur développement.

Les descriptions les plus minutieuses des altérations
organiques, l'analyse chimique des humeurs, les modifica-
tions que peuvent subir ces éléments pendant la vie, sont
sans doute des notions précieuses qu'il est nécessaire de
mettre au jour ; mais elles restent sans valeur, tant qu'on
ne peut les relier aux révolutions de l'existence et les ratta-
cher aux forces qui les produisent.

Il est évident qu'il faut se tenir en garde contre des
théories qui peuvent conduire à des spéculations erronées ;
mais quel parti peut-on raisonnablement tirer des faits
solitaires et sans liaisons ?

Les anatomo-pathologistes sont restés jusqu'à ce jour
trop absorbés dans la contemplation des altérations organiques, ils ne veulent ni remonter aux causes qui leur donnent
naissance, ni reconnaître le but où elles tendent. Retranchés
dans le domaine des faits purs, ils se font un scrupule
d'en sortir ; l'intelligence de la vie ne frappe nullement
leur esprit, ils se posent comme les observateurs de ce
qui est, et non de ce qui se fait. La vie n'est pas pour eux
une série d'actes, ayant une valeur corrélative, c'est la
connaissance du fait accompli. En fermant les yeux aux
preuves si claires, si saisissables des tendances de la nature, de ses instincts pervers, comme aussi de son esprit

---

(1) Dumas, *Essai sur l'application de la chimie à l'étude physio
logique et pathologique de l'homme*, 1838. p. 775.

de conservation qui sont les parties les plus intéressantes de l'art de guérir, ils répudient cette belle philosophie des causes finales aussi utiles à la science qu'à la morale.

Nous pensons donc qu'il y a lieu, aujourd'hui, d'aller plus avant, et tout en honorant les travaux des chimistes et des anatomo-pathologistes qui ont fourni de si précieux matériaux à la science, il convient maintenant de compléter l'édifice, d'y faire pénétrer la lumière, afin qu'introduit dans le sanctuaire on puisse le parcourir avec fruit, et y trouver cet enseignement lumineux qui guide dans la pratique de l'art.

43